MÉMOIRE
SUR LES
FUNESTES EFFETS
DU
CHARBON ALLUMÉ
AVEC

Le détail des Cures & des Observations faites à Nancy sur le même sujet.

Lu dans une Séance publique de l'Académie des Sciences de la même Ville.

Par M. HARMANT, *Membre de cette Société & Conseiller-Médecin ordinaire de feue S. M. le Roi de Pologne, Duc de Lorraine & de Bar.*

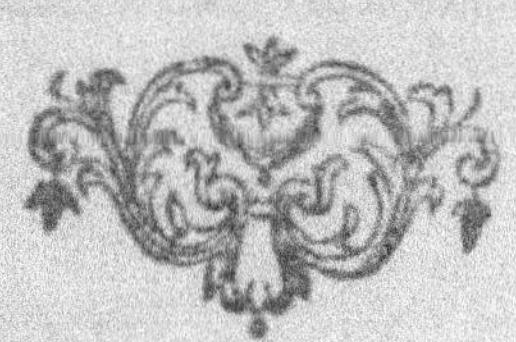

A NANCY,
De l'Imprimerie de M. M. SCOLASTIQUE BALTAZARD, rue Saint-Julien, N°. 82.

AVEC APPROBATION.
M. DCC. LXXV.

Errant qui putant se morbos feliciter curaturos qui Doctrinam theoretizandi adamussim callent : errant, inquam, quia Medicus ad multò altiora respicere debet, ut innocentem artem à calumniis vindicet, ægrosque à morborum tædio ad salutis tranquillitatem revocet : cadavera hominum morbis denatorum secanda sunt, ei manusque inquinandæ ut inveniat quæ morbi sit sedes, quæ causa, qui exitus antecedentium symptomatum, qui demum effectuum omnium in antecedenti morbo observatorum eventus.

Baglivi, lib. 1. praxeos med. cap v. § vi.

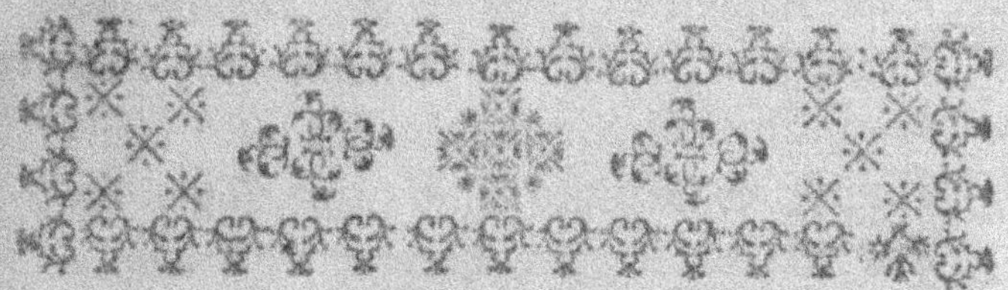

MÉMOIRE
SUR LES
FUNESTES EFFETS
DU
CHARBON ALLUMÉ.

LA nécessité dans laquelle se trouve une infinité de personnes d'user de Braise & de Charbon comme d'un chauffage d'économie, soit dans les besoins domestiques soit dans les ouvrages de métier : la négligence de ces mêmes personnes, autant que le défaut d'instructions sur les précautions à prendre contre la vapeur exhalée par ce chauffage, la promptitude avec laquelle il donne la mort à tous les êtres sur lesquels il agit ; (car rien ne peut se soustraire à ſon influence, hommes & animaux tout tombe ſous l'effort de ſa malignité ;) les ſymptômes épouvantables qui ſe manifeſtent ſur ſes victimes, ſoit avant, ſoit après leur trépas; le peu d'examen que l'on a fait juſqu'apréſent des cauſes de cette mort rapide qu'il donne infailliblement, enfin le défaut des moyens à mettre en œuvre pour empêcher la mort d'agir, ou pour raméner à la vie ceux qui paroiſſent être frappés de cette vapeur : tant d'objets intéreſſans m'ont depuis long-tems déterminé à faire une étude particuliére ſur les triſtes effets du Charbon allumé. Je vais faire part à mes Compatriotes du réſultat de mon travail que j'ai toujours puiſé dans l'obſervation; je vais les prémunir contre tant d'accidens qu'on ne ſait pas redouter, & contre leſquels on ne ſe précautionne pas aſſez. Mon but eſt d'être utile, & je trouverai ma récompenſe dans les ſoins qu'on apportera à ſe mettre en garde contre un ennemi d'autant plus dangereux qu'il eſt plus familier & moins connu.

L'hiſtoire effrayante des ravages cauſés

par la vapeur du Charbon allumé, se trouve consignée dans les Mémoires de l'Académie des Sciences de Paris. Plusieurs Sçavans en ont fait mention dans leurs écrits, sans doute pour inspirer la terreur & les précautions que l'on néglige d'apporter lorsqu'on se sert de ce dangereux chauffage : c'est dans les mêmes vues, & pour la faire servir d'éclaircissement à tout ce que j'ai à dire d'important sur cet objet, que je la placerai à la tête de ce Mémoire.

„ Un Boulanger de Chartres avoit mis „ dans sa cave, qui est de trente-six mar„ches de profondeur & bien voûtée, sept „ à huit poinçons de braise de son four. Son „ fils, homme fort & robuste, y porta en„core de la nouvelle braise avec une chan„delle à la main; la chandelle s'éteignit à la „ moitié de l'escalier; il remonta, la rallu„ma, & redescendit. Lorsqu'il fut au bas de „ la cave, il cria qu'il n'en pouvoit plus & „ qu'on vint à son secours, après quoi on „ ne l'entendit plus. Son frere, aussi fort que „ lui, descendit aussi-tôt, cria de même & „ cessa de crier; sa femme descendit après

„ lui, une ſervante après elle, & ce fut tou„ jours la même choſe.

„ Un accident auſſi étrange mit le voiſina„ ge en émotion, mais perſonne ne ſe preſſa „ de deſcendre dans la cave; il n'y eut qu'un „ voiſin plus zèlé & plus hardi qui ne croiant „ pas ces quatre perſonnes mortes, deſcen„ dit pour leur donner la main & les aider „ à ſortir, il cria & on ne le revît plus.

„ Un paſſant, homme fort & vigoureux, „ demanda un croc pour retirer quelqu'un „ des gens de la cave ſans deſcendre juſ„ qu'au bas, il jetta le croc & retira la ſer„ vante, qui ayant pris l'air fit un ſoupir; „ on la ſaigna auſſi-tôt, mais le ſang ne vint „ pas, & elle mourut ſur la place.

„ Le lendemain, un homme de la cam„ pagne, ami du Boulanger, dit qu'il reti„ reroit tous les corps avec un croc, mais „ de peur de ſe trouver mal ſans pouvoir „ remonter, il ſe fit deſcendre dans la cave „ avec des cordes ſur un poulin de bois, & „ on devoit le retirer dès qu'il crieroit; „ il cria bien vîte, mais comme on le re„ montoit la corde caſſa malheureuſement „ & il retomba; on renoua le plus promp-

„ tement qu'il se put cette corde qui s'é„ toit cassée assez près du haut de la cave, „ mais on ne put que le remonter mort.

„ Le Magistrat informé prit connoissan„ ce de cet événement pour l'intérêt public, „ & fit défense qu'aucun descendit dans la „ cave jusqu'à ce qu'on eut l'avis des Méde„ cins, Chirurgiens, même des Maçons.

„ Il fut conclu que comme il y a beau„ coup de salpêtre dans toutes les caves de „ Chartres, la grande chaleur avoit excité „ dans celle-là une vapeur très-maligne qui „ avoit produit tant de mauvais effets; qu'il „ falloit jetter une grande quantité d'eau „ qui éteindroit le feu & feroit tomber la „ vapeur nitreuse; cela fut exécuté, & au „ bout de quelques jours on descendit dans „ la cave un chien lié sur une planche avec „ une chandelle allumée; ce chien ne mou„ rut point, signe certain que tout le péril „ étoit passé.

„ On retira les morts, mais si corrompus „ par l'eau qu'on n'en put faire aucune vi„ site; on remarqua seulement qu'ils étoient „ fort enflés, & l'un avoit la langue hors „ de la bouche comme s'il eût été étranglé.

„ Il n'en fut pas de même de cet homme „ de campagne, ami du Boulanger, qu'on „ ne put que tirer mort de cette cave par le „ malheur qu'il eut de retomber dans le „ précipice, par la corde qui cassa lorsqu'on l'en retiroit; on fit aussitôt l'ouverture de son corps, & voici les remar„ ques qu'on en a tirées.

„ On lui trouva le cerveau comme sec, „ les méninges extraordinairement tendues, „ les poulmons tachetés de marques noires, „ les boyaux enflés & gros comme le bras, „ enflammés & rouges comme du sang, & „ ce qui étoit plus particulier, tous les mus„ cles des bras, des cuisses & des jambes „ comme séparés de leurs parties “.

Avicennes, Médecin de l'onzieme siécle, avoit déja vu des effets pareils à ceux que l'on vient de lire; témoin de l'ouverture du cadavre d'un homme étouffé par cette vapeur, il eut grand soin d'en recueillir les détails : „ Nous remarquâmes „ d'abord, dit ce grand homme, qu'il sor„ toit beaucoup de sang de la bouche de „ ce cadavre & que sa langue en étoit „ dehors.

„ Son corps dépouillé, nous parut noir „ comme s'il eut été battu de verges; „ nous trouvâmes dans la poitrine que „ nous ouvrimes d'abord, beaucoup de „ ſang & d'eau épanchés, ſes poulmons „ très-enflés & couverts d'une infinité de „ taches noires.

„ Nous fimes pluſieurs ſections dans „ tous les lobes de ce viſcère, & par-tout „ nous trouvâmes un ſang très-noir & „ grumelé. Nous ouvrimes auſſi les bron- „ ches & la trachée-artére qui ſe trouve- „ rent remplis d'une humeur gluante & „ écumeuſe. Nous allames enſuite au bas- „ ventre, qui nous parut extraordinaire- „ ment gonflé, mais nous n'y remarquâ- „ mes rien de particulier, ſinon une bouf- „ fiſure ſurprenante de l'eſtomac & de tout „ le canal inteſtinal, & dans l'intérieur de „ ce canal nous vimes une quantité prodi- „ gieuſe d'une humeur écumeuſe comme „ de l'eau de ſavon.

„ Ayant ouvert la tête, nous trouvâmes „ la dure-mére très-adhérante au crâne „ ſans changement ni pour la couleur ni „ pour la fléxibilité, la ſubſtance diploi-

„ que du crâne étoit d'un rouge livide, & „ tout l'extérieur du cerveau étonnament „ gorgé de ſang; nous découvrimes de „ l'eau épanchée dans les premiers ventri„ cules à la quantité au moins de deux „ bonnes cuilliers, & la tente du cervelet „ couverte d'une grande quantité de ſang „ caillé ".

Au mois de Janvier 1745, une Bourgeoiſe de Nancy fut étouffée dans ſa chambre par la vapeur du Charbon qu'elle y avoit allumé; on la trouva aſſiſe ſur une chaiſe, ayant le bras appuyé ſur une table & le corps un peu incliné ſur ce bras; le braſier de Charbons qui lui avoit cauſé la mort n'étoit pas encore totalement conſumé.

On fit l'ouverture de ſon cadavre & j'y aſſiſtai; je rendrai compte de mes obſervations & des phénomènes que cette opération fit remarquer : c'eſt en réuniſſant tous les faits que de ſemblables occaſions font découvrir que l'on parviendra mieux à répandre de grandes lumieres ſur l'étiologie & la cure de cette affreuſe maladie.

Le cadavre étendu ſur une table fut d'abord ſoigneuſement viſité; il parut échimoſé en beaucoup d'endroits comme s'il eut été battu & meurtri; la poitrine & ſur-tout le bas-ventre étoient prodigieuſement enflés; la langue & les lévres étoient épaiſſes, celles-ci livides; les yeux à demi-ouverts & ſaillans paroiſſoient encore pleins de vie.

Je fis d'abord inciſer les tégumens du bas-ventre dans leur longueur, ils furent trouvés fort épais; le corps graiſſeux reſſembloit à celui d'un animal que l'on a ſoufflé pour le mieux dépouiller, les muſcles droits étonnerent par leur noirceur, ils étoient ſi mols qu'on pouvoit les déchirer avec les ongles; & leur interſection avoit une couleur gangrénée.

Au premier coup de ſcalpel qui fut donné dans le bas-ventre, l'eſtomac & les boyaux précédés d'un air extrêmement fétide, en ſortirent avec la plus grande impétuoſité, les gros inteſtins étoient prodigieuſement gonflés; les inteſtins grêles, particulierement l'ileum, reſſembloient à des boyaux ſphacélés, les vaiſſaux de leur surface ainsi que ceux du mézentére & de l'épiploon étoient remplis d'un sang assez semblable, pour la consistence & pour la couleur, à une poix noire fondue; il se trouva dans la cavité de l'hypogastre beaucoup de sang caillé qui baignoit dans une grande quantité d'eau épanchée dans ce bassin; le foie, la rate, les reins, la matrice ne présenterent rien d'extraordinaire, mais on découvrit dans l'estomac & dans tout le trajet des petits boyaux une matiere noire qui, dans les intestins, avoit la forme & la couleur d'un boudin; c'étoit une matiere atrabilaire semblable à celle que l'on remarque le plus souvent dans ceux qui sont morts de l'affection qu'on appelle maladie noire.

Je fis ensuite considérer les muscles pectoraux & les intercostaux qui se trouverent moins noirs & d'un tissu moins mol que les muscles droits du bas-ventre; mais tous les pectoraux me parurent d'un plus gros volume que d'ordinaire.

Les poulmons plus enflés aussi qu'ils ne le sont dans l'état naturel, avoient toute leur superficie couverte de taches noires;

à chaque incision que je faisois faire dans leur substance, il en sortoit abondamment une liqueur écumeuse & sanguine; les bronches & la trachée-artére que j'ordonnai qu'on ouvrît jusqu'au gosier, se trouverent remplies d'une humeur glaireuse & écumeuse, la glotte en étoit même bouchée.

Ayant fait enlever le cœur, il sortit de tous les gros vaisseaux coupés qui s'y abouchent, une prodigieuse quantité de sang grumelé, & le peu de sang, qui se rencontra dans les oreillettes & les ventricules, parut de la même qualité.

L'incision des tégumens du crâne offrit un sang très-noir; le crâne avoit une couleur saffranée & les cellules du diploé étoient singulierement dilatées & gorgées de sang; la dure-mere ne formoit aucune adhérence au crâne que dans quelques endroits voisins du sinus longitudinal supérieur, qui avoit dans toute son étendue, la grosseur d'un tuyau de plume à écrire & la couleur d'un pâle livide; je trouvai en l'ouvrant la même qualité de sang que celle des vaissaux mézentériques.

Le volume du cerveau avoit une grosseur absolument contre nature, toute l'étendue de sa surface étoit couverte d'une matiere glaireuse, & tous ses vaissaux noirs & très-variqueux; la substance médullaire que je fis couper par tranches horizontales, se trouva piquée d'une infinité de petits points noirs, que je pris pour les sections de petits vaissaux capillaires très-gorgés & implantés dans cette moëlle; le scalpel ayant pénétré dans les grands ventricules il en sortit beaucoup d'eau couleur de saffran, & le pléxus choroïde qui baignoit dedans, avoit une consistence presque pareille à la matiere, gélatineuse découverte sur le cerveau; on vit aussi de l'eau sur la tente du cervelet & quantité de petits grumaux sanguins qui surnageoient.

Le cervelet se montra dans son état naturel; l'origine des nerfs que je m'appliquai à considérer avec toutes leurs branches, que le Dissecteur, habile Anatomiste, suivit avec beaucoup de dextérité & d'intelligence, étoit d'une démonstration plus facile que dans tout autre cadavre:

un phénomène fort extraordinaire pour moi, fut la grosseur, la couleur, & la consistence des nerfs olfactifs que nous trouvames très-rouges, pulpeux & d'une grosseur bien plus considérable qu'il ne convient au diamètre de leurs trous, dans lesquels ils paroissoient pressés.

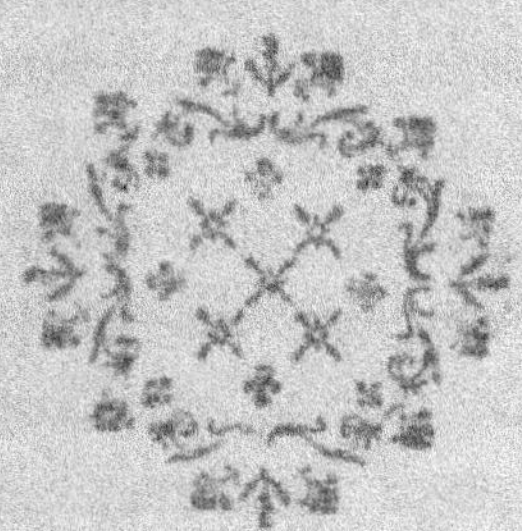

SYMPTOMES

De la maladie causée par la vapeur du Charbon allumé.

LEs symptômes de cette maladie sont effrayans, il importe beaucoup qu'on les connoisse; je vais les rapporter dans l'ordre où je les ai vûs, suivant la marche & le progrès du mal.

Pour les mieux faire appercevoir, je distingue sous trois classes particulieres ceux qui marquent la gradation de l'attaque, & je range sous deux autres classes ceux qui concernent la cure, & qui annoncent la résurrection du malade.

Classes des Symptômes selon la gradation du mal.

I. Au moment où la vapeur du Charbon allumé commence d'agir, le malade vomit, ou bien il en ressent de pressantes & continuelles envies; sa respiration devient aussi gênée que s'il étoit attaqué d'un asthme convulsif; il souffre de grandes douleurs

leurs de tête, où il ne peut s'empêcher de porter la main fréquemment.

II. Si cette vapeur continue d'agir, elle prive bientôt le malade de tout sentiment & de tout mouvement ; les convulsions pour lors se joignent à la perte de connoissance ; les yeux restent ouverts & saillans ; les machoires & les dents se serrent avec tant de force, que les plus violens efforts ne peuvent les désunir.

III. Le mal faisant toujours des progrès, la face se gonfle & se colore, quelquefois elle devient livide de même que les lévres ; l'estomac & le ventre se tuméfient considérablement, sans néanmoins que cette tuméfaction offre une grande résistance au toucher ; le pouls s'éclipse, & le malade n'a plus de souffle ; une glace mise sur la bouche ne se ternit plus, & un verre d'eau comble, placé sur la poitrine, ne vacille & ne remue en aucun sens.

Classes des symptômes concernant la cure.

I. Si les secours viennent à tems, & que la cure de la maladie soit entreprise avant le moment fatal où la derniere impression de la vapeur agit, le premier signe de vie se manifeste par de petits hoquets, & par un resserrement & un sifflement des narines, qui démontrent l'anéantissement de la respiration, & l'impuissance actuelle de tous les muscles inspirateurs pour la rétablir; les hoquets se multipliant, il arrive que le serrement des dents & des machoires augmente en raison de leur fréquence; & si ils continuent, si l'administration successive des secours, dans l'ordre où je les présenterai bientôt, les rend plus forts; ils font rejetter de la bouche, de tems en tems, des glaires épaisses & écumeuses; quelquefois ils occasionnent un vomissement de matieres noires, semblables à celles que rendent ceux qui sont attaqués de la maladie noire dont j'ai parlé; à ce vomissement succede plus ou moins tard un tremblement universel, & c'est l'indice heureux d'une respiration qui va devenir sensible.

II. Avec la respiration & des cris, la parole revient au malade; mais il est pour l'ordinaire dans un délire réel, il a les yeux ouverts & faillans, il ne distingue aucun objet, & ces deux accidens durent en raison de l'intensité de l'effet d'abord occasionné par la malignité de la vapeur ; le retour de la connoissance suit d'assez près ce délire qui n'est guères que momentané ; & le premier usage que le malade en fait, c'est de se plaindre d'une douleur à l'occiput, d'un tréssaillement de cœur, qui donne au pouls de l'intermittence, ou d'un grand froid qui, répandu sur sa personne, le saisit de frissons pareils à ceux qu'on éprouve dans une fiévre intermittente ; la chaleur qui survient expose d'ordinaire à un assoupissement plus ou moins considérable ; arrive enfin une débilité & un accablement de tout le corps, plus ou moins forts, suivant la violence de l'attaque, & le tempérament du malade.

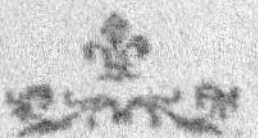

ÆTHIOLOGIE

Des symptômes causés par la vapeur du Charbon allumé.

IL doit paroître bien extraordinaire que le Charbon, connu pour n'être autre chose qu'un bois imparfaitement brûlé sous terre, produise une vapeur aussi meurtriere; ce phénomène surprenant que la Physique devoit éclairer un jour de plus près, & dont il étoit réservé à l'œil du Médecin de suivre les ravages, pour découvrir le remede à y apporter, a été long-tems considéré comme un mystere : il est même arrivé que des personnes connues par leur savoir, appellées pour considérer & constater par leur rapport les causes de la mort occasionnée par la vapeur du charbon, n'ont pas hésité de l'attribuer plutôt à une puissance infernale qu'à l'évaporation de ce chauffage.

Une suite d'expériences également utiles & curieuses, nous a appris que le Charbon ne contient absolument que la matiere du feu, telle qu'elle se rencontre dans le soufre minéral; nous sommes d'ailleurs instruits que cette matiere du feu, connue sous les noms de phlogistique, de principe de l'inflammabilité, de matiere électrique, &c. a sur-tout l'étonnante propriété de priver l'air que nous respirons, du ressort dont I a besoin pour pénétrer dans nos poumons, agir sur nous, & nous continuer la santé & la vie.

Or, c'est uniquement de ce double principe que sortent avec avantage, & l'explication des surprenans effets de la vapeur du Charbon allumé, & le choix des remedes à employer dans cette circonstance, pour en arrêter les progrès, & rendre la vie à ceux qui paroissent en avoir été tués.

Les personnes que cette influence assassine, éprouvent le même genre de mort que les animaux que l'on fait mourir dans la machine du vuide; le manquement d'air est l'unique cause de la perte de leur vie.

Ainsi périssent tous ceux qui se trouvent exposés à toute espéce d'émanations sulphureuses qui s'élancent des mines, puits, cavernes & autres excavations, qui exhalent particuliérement ce genre de vapeurs; souvent il arrive que le tonnerre frappe de mort par la seule action de cette exhalaison; c'est encore elle qui fait mourir subitement tout ce qui approche de cette fameuse caverne d'Italie que les gens du pays nomment *la Grotta del cane*; c'est à cette cause enfin qu'il faut rapporter tous ces détails que j'ai fais de tant de phénomènes si effrayans & si singuliers, qui apparoissent sur les personnes atteintes de cette vapeur, ou à l'ouverture de leurs cadavres.

Ils dépendent tous du défaut de ressort dans l'air de l'atmosphère; ce défaut anéantit à l'instant, non-seulement tout le mécanisme de la respiration & les fonctions qui y ont rapport, mais il laisse encore à l'air qui subsiste élémentairement au dedans de nous, la liberté de se reproduire avec ses qualités primitives, pour agir avec tout l'effort dont il redevient capable.

Rien alors ne résiste à son impétuosité; il déchire les solides, détruit toute consistence & toute liaison des liquides, distend toutes les parties qui sont susceptibles d'extension ; & de ce bouleversement général résulte l'assemblage de tout ce qui peut exciter le plus l'épouvante & l'horreur.

PLAN

De conduite dans le traitement.

LES causes des symptômes produits par l'influence de cette vapeur, étant une fois connues, le Médecin ne doit plus errer sur le choix des moyens qu'il faut employer dans un moment aussi critique; ce choix est déterminé par deux indications, par l'anéantissement de la respiration dont il importe de ressusciter bien vite le mouvement & l'action, & par l'affaissement général des solides dont il convient de ranimer le ton avec une égale promptitude, soit pour s'opposer à l'effort de l'air intérieur, soit pour dissiper les stases de toutes les liqueurs épaissies par le défaut de circulation; mais il reste encore au Médecin de l'embarras dans la maniere de mettre ses moyens en œuvre, touchant cette double indication.

J'ai dit que, dans la violence du mal, les deux machoires & les dents étoient tellement rapprochées l'une de l'autre, qu'aucune force ne pouvoit les ſéparer ; il y a donc impoſſibilité de ſecourir le moribond d'aucun breuvage dans les premiers inſtants de la cure : ceux qui en propoſent ne connoiſſent ni le mal, ni les remedes qu'on doit appliquer : j'ai vu recourir aux lavemens, je m'en ſuis ſervi ; mais je dois à mon expérience de m'être aſſuré que l'enſture & l'atonie des inteſtins ſe refuſoient encore à ce remede ; le Médecin, dans un moment auſſi preſſant, ſe trouve donc borné à l'emploi des ſecours extérieurs.

Le premier de tous ceux que l'on doit adminiſtrer au malade dans cette circonſtance, c'eſt de le tirer promptement de ſon lit & de l'endroit infecté où il ſe trouve, de l'expoſer au grand air, même au plus grand froid, de le dépouiller de tous ſes habits, & de le placer ſur un ſiége, de maniere qu'il y ſoit affermi.

Mais en voulant lui prêter ce ſecours important, il faut ſe prémunir ſoi-même contre le danger ; la fin tragique de ceux qui allerent pour ſecourir le jeune Boulanger de Chartres, doit ſervir de leçon :

je conſeille donc, au cas qu'on ſoupçonneroit une ſemblable malignité de vapeurs, de faire jetter en dedans les portes & les fenêtres de l'appartement infecté, & d'y répandre quinze à vingt ſeaux d'eau la plus froide; l'air qui affluera par cette précaution, augmentera de reſſort, en raiſon de l'abondance & de la froideur de cette eau, & ce ſera, pour le malade lui-même, un premier ſoulagement.

Tranſporté ainſi que je viens de le dire, aſſujetti de maniere que le corps ne vacille pas, le malade recevra au viſage, & non ailleurs, l'eau la plus froide qu'on pourra ſe procurer; on la jettera de loin, par verres, fortement & ſucceſſivement; il ſera bon d'employer à cet exercice pluſieurs perſonnes qui puiſſent agir ſans laiſſer d'intervalles, car ce remede exige qu'on l'adminiſtre ſans interruption, juſqu'au moment où le malade donnera des preuves qu'il commence à reſpirer, même juſqu'à celui où il reviendra à ſa connoiſſance: peut-être cet exercice durera-t-il pluſieurs heures de ſuite, ſans donner aucun eſpoir; mais l'expérience m'a convaincu qu'il ne falloit pas le perdre, & qu'on devoit s'armer d'une patience à l'épreuve de tout découragement.

Ce premier secours, que personne n'a connu ni mis en usage avant moi, (*) peut mériter, à l'égard de cette maladie, le nom de merveilleux, par son efficacité qui semble tenir du prodige; il tient uniquement cette vertu du saisissement qu'il excite dans toute la machine & sur toutes ses parties.

Le visage étant susceptible de la plus vive irritation qui se montre à la moindre atteinte d'une goûte d'eau, il suit que l'impression qui s'y fait continuellement par la projection d'une eau très-froide, se communique à tout le corps; ce qui en releve avec une puissance incroyable le ton en-

(*) C'est sur un faux avis que tous les Journaux ont annoncé l'année derniere qu'un Anglois, se trouvant à Nancy, avoit rendu la vie par la projection de l'eau au visage, à une personne atteinte de la vapeur du Charbon allumé; personne n'en a été attaqué à Nancy depuis long tems, & je suis le seul de cette Ville à qui cette cure soit confiée, par les succès qui ont toujours résulté de mon traitement.

tiérement affaissé, de-là le ressort & l'action musculaire de toutes les parties; ébranlés par cette secousse générale & continuelle, les muscles de la respiration, & sur-tout le diaphragme, sont forcés d'entrer dans une contraction violente, dont le premier effet est de forcer la poitrine à se dilater, pour introduire un nouvel air dans le poulmon.

Ces deux premieres indications, conséquentes l'une de l'autre, se trouvant heureusement remplies, elles annoncent un succès qu'il faut savoir ménager; elles sont les signes infaillibles d'une vie qui revient, & qu'il faut ensuite rappeller par degré, sans forcer les autres secours qui restent à appliquer.

J'ai dit que les premiers signes de sa résurrection, que le moribond fait paroître dans cet état, après le premier travail, s'annonçoient par de petits hoquets; instruit que cet effet doit arriver, & que ces hoquets pourront faire entr'ouvrir la bouche au malade, le Médecin doit avoir préparé de petits cilindres faits de bois de réglisse ou de bois aussi tendre, pour les insinuer entre les dents du malade, dès que ces symptômes le permettront.

Le cilindre introduit de cette maniere a cet avantage, qu'il hâte singuliérement la cure & facilite admirablement la guérison ; son premier effet est de donner à l'air l'aisance de pénétrer promptement dans la poitrine du malade, objet essentiel dont le Médecin a dû s'occuper dès les premiers momens de son travail ; le second, c'est de déterminer, ainsi que je l'ai déja observé, un vomissement de matieres glaireuses, écumeuses, ou quelquefois atrabilaires, dont l'expulsion, dégageant la poitrine ou l'estomac, favorise infiniment le retour de la respiration, & accélere d'autant le soulagement qu'il faut apporter.

J'ai eu occasion de remarquer que l'éternuement provoqué par un sternutatoire, dans le tems que l'on jette l'eau au visage du malade, de la maniere dont je l'ai dit, produisoit sur la respiration l'effet le plus heureux ; c'est encore un très-bon moyen pour aider l'efficacité de l'eau successivement projettée ; mais je dois avertir qu'on ne parvient que très-rarement à se procurer l'éternuement, quoi qu'on puisse faire pour l'exciter : plusieurs fois j'ai employé avec assez de succès la poudre connue sous le nom de poudre capitale ; je la faisois souffler avec effort dans les narines à l'aide d'un tuyau de plume : je me suis servi aussi du son de tabac d'Espagne, & j'en usois ainsi au moment où je prévoyois que les hoquets alloient paroître.

S'il est possible d'introduire dans la bouche du malade du sel de cuisine pendant l'administration de l'eau, on doit recourir avec confiance à ce remède ; l'humidité de la salive dissout ce sel, l'agacement qui en résulte, passe à tout le sistême des nerfs, & devient très-puissant pour réveiller la machine & seconder l'effet de l'eau.

J'ai observé que le tremblement de tout le corps succédoit aux hoquets & au vomissement lorsqu'il avoit lieu, & que ce symptôme étoit l'indice heureux d'une respiration qui alloit devenir sensible ; le malade dans cet instant, ressent beaucoup de soulagement de la chaleur qu'on lui procure en l'enveloppant d'abord dans des draps secs & bien chauffés, en l'essuyant ainsi couvert, avec des serviettes chaudes, & en le frictionnant avec une flanelle empreinte de la vapeur des bayes de geniévre; j'emploie à cet usage deux personnes, dont l'une frictionne tout le tronc, & l'autre les extrêmités; après quoi on le place dans un lit peu échauffé, & on lui fait prendre d'une mixture faite avec deux gros d'yeux d'écrevisses bien saturés de suc de limon, sur lesquels on jette quatre onces d'eau vulnéraire simple & une demie-once de syrop de coquelicot.

Ce remède se partage en deux prises égales, & se prend dans l'intervalle d'une heure, après quoi on dispose le malade à recevoir un lavement si les forces le lui permettent; car il arrive souvent comme je l'ai remarqué, qu'il éprouve après sa résurrection la plus grande foiblesse: je compose ce lavement de quatre onces de tamarinds & de trois onces de miel mercuriel, préparés dans une infusion des plantes vulnéraires.

L'effet de ces premiers remedes tend

à faire rendre au malade une quantité considérable de matieres noires ou atrabilaires, d'une insupportable fétidité; je lui fais boire abondamment de la limonade légere & chaude, ou des boissons d'eau édulcorées de syrop de vinaigre ou de limon; on peut également prescrire les eaux de veau ou de poulet, nitrées.

Le Médecin doit beaucoup s'occuper de la qualité des gardes-robes, leur couleur, leur fétidité exigent plus ou moins de lavemens; il doit en continuer l'usage selon la composition que je viens d'en donner, jusqu'à ce que les déjections n'ayent plus ces noirceurs remarquées d'abord, alors il pourra employer les lavemens d'eau de veau ou de poulet avec le miel ordinaire, sur-tout si le malade se plaint qu'il a le ventre gros & sensible; cette espéce de lavement dont je conseille l'emploi autant de tems que les circonstances l'exigeront, servira non-seulement de bain aux entrailles, mais encore d'une purgation qui les débarrassera de toutes les matieres noires, glaireuses, & écumeuses dont leurs paroys restent long-tems enduites,

duites : il sera bon d'associer à ce remede pendant quelques jours, les frictions semblables à celles que j'ai indiquées contre le tremblement universel.

Je dois avertir ici qu'après ces préliminaires, il survient assez souvent un symptome effrayant pour le malade, c'est un battement de cœur, quelquefois un tressaillement dont il est vivement incommodé; contre cet accident j'emploie le vinaigre des quatre voleurs, ou à son défaut, le plus fort vinaigre que je puis trouver, & j'en fais frotter à différentes reprises la région du cœur; je fais ensuite appliquer sur la même partie, un sachet rempli de feuilles de menthe, d'absynthe, de fleurs de sureau & de camomille romaine; ce mélange doit se préparer par parties égales, & je le fais macérer pendant quelques minutes dans le vinaigre rosat; je fais prendre aussi au malade pendant la journée, quelques tasses d'une infusion de feuilles de melisse, & de menthe, à laquelle j'ajoute quelques goûtes de la liqueur minérale d'Hofmann.

Il est essentiel de purger souvent & à

propos jusqu'à parfait rétablissement, surtout dans les premiers quinze jours.

Jamais je ne prescris la saignée sur aucune partie du corps pendant la violence du mal; mon expérience m'a appris que ce prétendu secours ne faisoit qu'augmenter l'atonie de toutes les parties, & retarder d'autant le merveilleux effet de l'eau projettée, il peut même l'anéantir; je suis d'ailleurs assuré que, lorsque le mal résiste à l'efficacité de l'eau jettée au visage, & non répandue sur le corps comme on le conseille mal-à-propos & sans fruit, le malade est perdu sans ressource.

La saignée ne m'a paru salutaire que lorsque le malade ayant recouvré ses sens & sa chaleur, étant d'ailleurs d'une constitution forte & sanguine, ayant le pouls plein, & d'un battement inégal que la plétore occasionne, il se plaint d'une pésanteur de tête & d'une pressante envie de dormir, c'est dans ce moment que prescrivant les bains de pieds, j'ordonne de suite la saignée du bras, laquelle faite avec cette précaution, a tous les avantages de celle du pied, même de la jugulaire sans en avoir les inconvéniens, car j'ai remarqué que ces deux dernieres saignées affaissoient plus le malade qu'elles ne le réveilloient; l'usage que j'ai à cet égard, m'a instruit que les bains de pieds avec les lavemens de savon ou autres un peu stimulans, réunis à la saignée du bras, remplissent beaucoup mieux cette indication.

L'on pourra remarquer dans cette maladie à l'occasion de la saignée du bras, un phénomène qui s'est montré assez souvent à mes yeux; le sang qui sort de la veine, fournit presque toujours quelques petits grumaux, on les apperçoit ou dans la palette ou à l'ouverture de la veine, souvent ils gênent & interceptent le cours de la saignée.

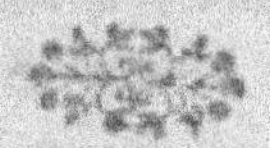

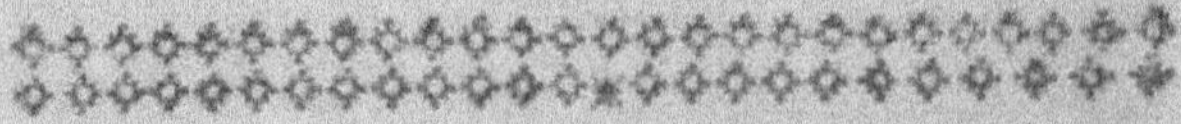

OBSERVATIONS

Sur les Cures que j'ai faites à Nancy, de la maladie causée par la vapeur du Charbon allumé.

PREMIERE OBSERVATION.

LE 5e. Décembre 1763, on trouva à Nancy, rue des Prémontrés, vers une heure après midi, deux jeunes personnes couchées dans le même lit avec tous les signes d'une mort subite qui les avoit frappées, l'une étoit fille d'un Fondeur de cuivre, & l'autre sa parente.

On s'étoit inutilement présenté à la porte de leur chambre le matin, elles n'avoient fait aucune réponse; cependant on remarqua que la clef de la serrure étoit en dedans; cette observation ayant causé de justes allarmes dans la maison comme dans le voisinage, on prit le parti d'enfoncer leur porte, & la surprise fut extrême, lorsqu'on les apperçut étendues dans leur lit sans mouvement & sans aucun signe de vie.

Prié de me rendre en hâte au lieu de

cette ſcene, j'y accourus & je trouvai ces deux jeunes filles l'une à côté de l'autre dans un lit, ſans ſentiment & ſans mouvemens; elles avoient les yeux à demi-ouverts, vifs & ſaillans, les joues gonflées, & colorées d'un rouge pourpre, les lévres livides, la bouche fermée, les dents extraordinairement ſerrées, le ventre gros, & le reſte du corps dans un état naturel. Je ne leur trouvai ni pouls ni reſpiration; elles ne ternirent pas une glace que je fis approcher de leur bouche, & un verre d'eau comble que je plaçai ſucceſſivement ſur la poitrine, ne reçut aucun mouvement.

J'avois remarqué en entrant dans leur chambre, un braſier de charbons moitié conſumés, moitié éteints, je ne doutai pas que ce ne fut là le principe de l'événement au ſpectacle duquel j'étois appellé.

J'ordonnai d'abord que l'on tirât ces deux perſonnes de leur lit, & qu'on les expoſât au froid des deux fenêtres ouvertes dans cette chambre.

Ne connoiſſant alors d'autre conduite à tenir dans ce cas, que celle qu'une pratique peu éclairée indique j'ordonnai la saignée; & en attendant l'arrivée du Chirurgien, je fis fondre dans trois ou quatre cuilliers d'eau chaude, une assez grande dose d'émetique, que je mêlai avec autant d'eau de Cologne, je voulus faire prendre ce remède aux malades, mais il ne fut jamais possible de leur desserrer les dents.

Ne pouvant faire usage de ce premier remède, je me déterminai à prescrire un lavement composé de six onces de vin émétique trouble que je fis mettre dans une dissolution d'hiéra-picra; on eut bien de la peine de leur faire recevoir ce lavement, & l'on remarqua bien-tôt qu'il sortit de leur corps comme de celui d'un cadavre.

Le défaut de succès de ce second essai, m'engagea dans un troisiéme que je crus propre à procurer quelques signes de vie : je fis jetter sur une pelle à feu rougie du plus fort vinaigre, pour en insinuer la vapeur dans leurs narines, dans les yeux, & dans la bouche, mais cette tentative ne me réussit pas mieux que les deux premieres; quelques goûtes de ce vinaigre se répandirent sur la gorge de l'une des deux malades qui en fut brûlée en plusieurs endroits, sans néanmoins montrer le moindre sentiment; une personne tint assez long-tems sous leur nez un flacon d'esprit de sel armoniac sans aucun effet.

Le Chirurgien ayant paru à ce moment, je fis saigner ces personnes à la jugulaire, & la saignée qui fournit du sang en abondance, fut encore sans succès; me rappellant dans ce moment le conseil que quelques Auteurs donnent, d'user en cas pareil d'eau froide, j'en fis arroser les malades que je venois de faire mettre nues, & malgré l'emploi de cette eau, elles continuerent de rester dans l'état de la plus parfaite insensibilité.

Tout cela s'étoit fait en présence d'une foule de spectateurs qui jugerent que ces deux filles étoient mortes, & qu'il seroit inutile de tenter davantage de les rendre à la vie; mais ce jugement que je crus être précipité, me fit aviser à une entreprise nouvelle; je saisis un gobiet que je rencontrai par hasard, je le remplis d'une eau très-froide, & je la jettai avec force au visage de l'une des deux malades, ainsi qu'on en use à l'égard d'une personne évanouie par l'effet d'une saignée.

Au moment de l'administration de cette eau, je crus avoir remarqué sur le visage un léger saisissement ; je fis part de mon observation à l'assemblée qui me témoigna avoir fait la même remarque ; j'en agis de même à l'égard de la seconde, & le même effet fut encore remarqué.

Alors j'occupai quelques spectateurs à projetter ainsi par verrées (seulement au visage des malades) de l'eau froide : cet exercice dura pendant une demie heure sans que les deux personnes cessassent de rester immobiles ; déja je travaillois depuis près de trois heures à les ramener à la vie, & tout ce travail sembloit être perdu, lorsque je m'avisai de remplir un goblet d'une eau glacée, & de la jetter avec plus de force encore, au visage de l'une des deux ; cette nouvelle administration lui fit faire un hoquet, & j'avoue que cet heureux indice me donna pour lors un courage singulier.

Les assistans enchantés comme moi de ce succès, s'empresserent à m'aider; l'eau glacée fut projettée avec promptitude & force, & les hoquets continuerent, ils devinrent même insensiblement plus fréquens & plus forts, ils indiquoient un grand effort de la poitrine pour se mouvoir & se dilater; & je remarquai qu'avec ces hoquets les narines qui s'ouvroient & se resserroient alternativement, produisoient un petit sifflement.

La plus jeune de ces deux personnes, plus agitée que l'autre par les hoquets, rendit par la bouche une assez grande quantité d'humeurs écumeuses & gluantes; ces matieres sortirent sans effort & sans action, comme cela arrive aux personnes attaquées d'un accès d'épilepsie; ce symptôme plus heureux encore que le premier, m'engagea à redoubler l'exercice de l'eau glacée au visage; je vis bientôt la malade montrer de la sensibilité; un moment après ce signe de vie, elle se souleva & retomba sur sa chaise; la poitrine faiſant un nouvel effort pour ſe mouvoir, elle vomit une abondance de matieres noires qui avoient aſſez de reſſemblance à une ſuie de cheminée que l'on auroit détrempée dans une eau glaireuſe.

Pendant & après ce vomiſſement, les narines étoient dans une action violente, la poitrine agitée de mouvemens convulſifs, cherchoit à s'étendre, cette criſe finit par faire jetter à la malade quelques cris de douleur ; l'on continuoit à jetter de l'eau, & ce fut à cette conſtance, que nous fûmes redevables des mouvemens plus marqués d'une ſenſibilité qui augmenta par dégrés.

Nous remarquâmes alors que la jeune perſonne ſouffroit de ſa ſituation, qu'elle s'agitoit, que tous les membres étoient dans une grande convulſion, & ce fut pour ceux qui projettoient l'eau, un motif de la ménager & d'interrompre un moment leur fonction ; mais tout le monde s'apperçût avec moi, qu'en ceſſant de lui jetter de l'eau, les ſignes de vie diſparoiſſoient, & que la malade retomboit dans ſa premiere immobilité, ce qui fit comprendre qu'il falloit redoubler la projection de l'eau aulieu de la suspendre.

Après environ cinq heures de cet exercice aussi fatiguant que singulier, je vis cette fille entrer dans un tremblement universel, elle articula dans cette nouvelle crise, plusieurs mots sans suite & sans rapport, je fis alors cesser, & j'ordonnai qu'on lui essuyât le corps avec des linges chauds, & qu'on la mit dans un lit légerement échauffé.

Sa compagne étoit plus fortement attaquée, elle tarda beaucoup plus à donner des signes de vie, quoique soignée avec le même détail & avec autant d'empressement; mais elle revint avec les mêmes gradations que la plus jeune; seulement elle rendit par la bouche beaucoup plus d'écume, & moins ou presque point de matieres noires.

Toutes deux dans l'accès du mal & dans les grandes secousses de l'agitation qui les tourmentoit, avoient rendu involontairement beaucoup d'excrémens noirs, je présumai que cette couleur venoit du lavement qui leur avoit été d'abord administré.

Mes deux malades se trouvant au lit de la maniere dont je l'avois ordonnée, je les quittai à huit heures du soir, en laissant à côté d'elles des personnes & tous les secours dont leur situation pouvoit être susceptible.

Les ayant revues deux heures après, je leur trouvai le pouls élevé & inégal; la plus âgée à qui la connoissance étoit revenue plus difficilement, montroit encore du délire, & tressailloit souvent dans son lit; l'autre rétablie dans une connoissance parfaite, se plaignit d'une violente douleur de tête qui se faisoit sur-tout sentir à l'occiput, & d'une grande peine à distinguer les objets; je fis donner à celle-ci un lavement purgatif, & comme elle avoit un grande soif, je lui fis préparer une légere limonade & de l'eau de veau nitrée dont elle but abondamment toute la nuit; je remis au lendemain à déterminer les secours ultérieurs dont la plus âgée auroit besoin rélativement à son état.

Elle passa la nuit dans un assoupissement qui ne fut interrompu que par des cris de frayeur qu'elle jettoit par intervalles, ainsi qu'une personne épouvantée dans le sommeil ; à mon arrivée elle se plaignit d'un grand mal de tête, & d'un battement de cœur assez considérable, j'ordonnai pour celle-ci la saignée du pied ; le Chirurgien qui la saigna, me fit remarquer plusieurs petits grumaux de sang qu'il fut obligé de tirer de la veine avec la tête d'une épingle : quelques heures après cette saignée, elle reçut un lavement qui lui fit rejetter une quantité étonnante d'humeurs gluantes & écumeuses, & beaucoup de vents qui ne sortirent qu'accompagnés de violentes douleurs dans les entrailles ; elle avoit le bas-ventre enflé, attribuant cette intumescence aux vents qui la tourmentoient, j'ordonnai l'usage en forme de thé, des fleurs d'oranges, de tilleul, & de camomille romaine, avec la liqueur anodine minérale d'Hofmann, dont elle fut beaucoup soulagée.

La plus jeune déja plus avancée par les remédes de la veille, me parut entrer dans un état de santé qui commençoit à la réjouir, elle ne ressentoit alors qu'une douleur assez piquante à la nucque, mais sur-tout une grande fatigue dans tout le corps, je la purgeai & je la mis ensuite au régime pendant sept à huit jours, au bout desquels elle fut parfaitement rétablie.

Quant à sa parente auprès de qui je me rendis le lendemain, je la trouvai encore travaillée par des vents & de fortes tranchées qui la fatiguoient cruellement; l'enflure du bas-ventre qui subsistoit toujours, me décida à prescrire de trois en trois heures des lavemens émolliens carminatifs, des fomentations les plus anodines sur le ventre, & l'usage de l'eau de poulet nitrée.

Ces nouveaux remédes firent encore rendre à cette personne des gardes-robes très-écumeuses & beaucoup de flatuosités; le bas-ventre s'étant singulierement amolli, je profitai de cette circonstance pour la purger le quatriéme jour, après quoi je la remis au régime que j'avois conseillé à la plus jeune, & il eut le même effet.

C'est ainsi que je rendis à la vie deux personnes, de la mort desquelles on ne doutoit pas au moment que j'entrepris leur cure, même pendant les deux premieres heures des exercices graduels que je fis succéder à leur égard : la santé dont elles jouissent, & dont elles ont joui depuis leur accident sans interruption, est pour moi la récompense la plus flatteuse des mouvemens que je me suis donnés dans cette circonstance, où j'ai cru devoir me frayer une route nouvelle & travailler d'après mes propres idées.

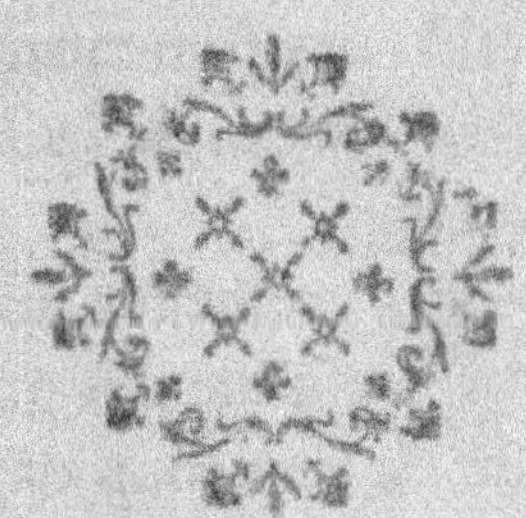

SECONDE OBSERVATION.

DANS le courant du mois d'Octobre 1764, je fus appellé au fecours d'un ouvrier du fieur Antoine Imprimeur à Nancy, que l'on croyoit attaqué d'apopléxie, je le trouvai fans connoiffance, fans pouls ni refpiration, fans mouvement, & ayant les dents très-ferrées.

Ces indices me firent foupçonner que la caufe de la maladie n'étoit autre chofe que la vapeur du Charbon allumé; je fis part de ma conjecture, & l'on m'avoua que le malade étoit tombé à côté d'un brafier de Charbons dans l'Imprimerie où il travailloit.

Depuis plufieurs heures il étoit dans l'état que je viens de dire, fans que les remédes qui lui avoient été appliqués jufques-là, dans la fuppofition d'une apopléxie que l'on croyoit lui être furvenue, euffent produit aucun effet : l'époufe de cet

homme

homme & sa famille éplorée le croyoient mort, je lés rassurai & je me fis apporter incontinent plusieurs seaux de l'eau la plus froide.

Dans l'intervalle je fis dépouiller le malade, je l'affermis sur un siége & je commençai à lui jetter moi-même au visage de l'eau par verrées; après quelques minutes données à cet exercice, nous vîmes paroître de petits hocquets qui manifesterent l'immobilité de la poitrine, & la grande difficulté que la respiration avoit à se rétablir.

Les narines commencerent à se resserer & à faire un petit sifflement; les yeux ouverts & saillans, & cependant immobiles jusques-là, entrerent dans quelques mouvemens convulsifs qui ne tarderent pas à se communiquer au tronc & aux extrêmités.

Bien-tôt il sortit de la bouche du malade une salive très-écumeuse, & les hocquets augmenterent, ce qui releva si heureusement le courage abbatu des assistans, que tous à l'envi s'empresserent de jetter l'eau froide successivement, avec force, & la plus grande promptitude; les hoquets étant devenus par-là, plus forts & plus fréquens, il survint tout-à-coup un vomissement de matieres glaireuses & comme savoneuses, qui parut à plusieurs reprises, & ce fut l'instant où la poitrine fit les plus grands efforts pour se dilater.

Le corps du malade s'agitoit, quelquefois même il se soulevoit de dessus le siége sur lequel je l'avois placé; mais on s'appercevoit qu'en retombant, le tronc & les extrêmités entroient dans un spasme général.

Les dents qui resterent constament serrées, ne me permirent pas de lui donner rien par la bouche qui put accélérer la guérison, mais à chaque hoquet je lui fis souffler dans les narines du tabac d'Espagne le plus fort, qui toutefois, ne parut produire d'autre effet que celui de faire beaucoup mouvoir la tête.

Après une heure & demie de cette continuelle projection d'eau très-froide au visage, le malade commença à jetter quelques cris, je les fis regarder par toute l'aſſemblée, comme les avant-coureurs de ſa réſurrection : en effet à ces cris ſuccéda un tremblement univerſel, quelques mots furent articulés, mais ils étoient ſans ſuite.

C'eſt alors qu'ayant fait ceſſer la projection de l'eau, je fis eſſuier le corps du malade avec des linges chauds, je le fis placer enſuite, dans un lit légérement échauffé où il fut frictionné, & j'ordonnai qu'on lui laiſſât prendre dans cet état deux heures de repos.

Etant allé le revoir après ce moment de relâche, je preſcrivis un lavement qu'il reçût, & qui lui fit rendre beaucoup de matieres noires, l'effet de ce remede m'engagea à ordonner la mixture vulnéraire & les boiſſons acidulées.

Le lendemain je trouvai mon malade dans une cavaleſcence à laquelle je ne m'attendois pas ; cependant il étoit encore travaillé de treſſaillemens qui, pendant la nuit l'avoient reveillé, & d'un aſſez léger mal de tête qu'il reſſentoit ſur-tout à l'occiput : il croyoit être abſolument guéri, je voulus néanmoins qu'il prît une purgation pour le jour suivant; mon ordonnance fut exécutée, mais ce fut le dernier remède qu'il reçut pour recouvrer une santé qui s'est toujours soutenue. Le quatrième jour de son attaque il retourna à son travail, sans que dès ce moment, il ait rien ressenti de son accident.

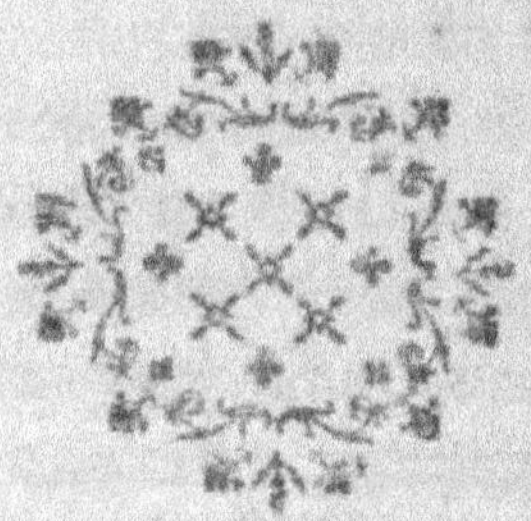

TROISIEME OBSERVATION.

LE 23 Décembre de la même année, je fus invité par M. de Potier, Chevalier de l'Ordre Royal & Militaire de S. Louis, Commissaire Ordonnateur des Guerres, employé à Nancy, de me rendre en hâte en son Hôtel pour y secourir son Cuisinier dangereusement malade.

Il étoit huit heures du matin lorsqu'on vint chez-moi, je ne m'y trouvai point, & l'on eut recours à un autre Médecin : jugeant à l'aspect du malade qu'il étoit tombé d'apoplexie, il lui fit donner tous les remédes ordinairement en usage en cas pareil, mais ils resterent sans effet; les lavemens de tabac & de coloquinte ne faisant aucune impression, on décida qu'il étoit mort, & dès ce moment on cessa tout remède.

Ce ne fut qu'à deux heures de l'après midi, que je fus instruis tant de l'invitation du matin, que de l'état du malade, je courrus à son secours ; j'allois entrer chez M. de Potier, lorsque le Médecin appellé à mon défaut & que je rencontrai par hasard, me dit que le Cuisinier étoit mort, & que toute espéce de secours lui étoit inutile.

Cet avis ne rallentissant pas l'inclination que j'avois de soulager ce malheureux, je me rendis en la chambre où le prétendu mort encore dans le lit, étoit abandonné aux regards d'une multitude de spectateurs, qui tous me parurent singulierement attristés de son accident.

Ses funérailles s'apprêtoient ; j'examinai d'abord cet homme avec la plus grande attention, je lui trouvai le visage livide & un peu gonflé, les yeux à demi-ouverts, vifs & saillans, la bouche fermée, les dents serrées, le cou tendu, le ventre très-gros, point de pouls ni de respiration.

A ces différens symptômes, je reconnus l'effet de la vapeur du Charbon allumé, & je fis sur ce sujet des questions à tous les domestiques de la maison; j'appris d'une fille de cuisine, qu'il s'étoit retiré la veille dans sa chambre à onze heures du soir en bonne santé, qu'elle y avoit porté par son ordre, un brasier de Charbons, que ne le voyant point paroître à sa cuisine à l'heure où il avoit coutume de s'y rendre, elle avoit présumé qu'il reposoit; mais qu'ayant vû que le tems pressoit pour ce qu'il avoit à faire, elle étoit allée dans sa chambre pour l'éveiller & le faire lever, qu'elle l'avoit trouvé dans l'état où je le voyois encore.

Ce rapport m'ayant toujours davantage confirmé le genre de la maladie, je me disposai à procurer au moribond mes secours d'usage.

Je le fis d'abord tirer de son lit & de sa chambre, & nud je le fis placer sur un siége dans une cour à côté d'une fontaine; après l'y avoir bien affermi, je lui jettai le premier de l'eau glacée au visage par verrée; j'excitai plusieurs des assistans à m'aider dans cet exercice, mais ils ne se rendirent à mon invitation qu'avec répugnance, le préjugé de la mort certaine du Cuisinier, leur faisant regarder mon entreprise comme un essai pour le moins inutile.

Il dura plus d'une heure sans que le malade eut laissé voir aucun signe de sensibilité, & ce fut alors que le découragement saisit tous ceux qui ne m'avoient aidé que par obéissance, j'eus donc besoin de relever le courage d'un chacun; pour en venir là, j'assurai tout le monde qu'on auroit dans peu de quoi se détromper; cette assurance jointe à mes priéres, leur fit reprendre l'administration de l'eau; ils la projetterent même plus fréquemment & avec plus de force, ce qui produisit bientôt de la part du malade un petit hoquet.

Ce premier symptôme ayant fait crier à sa résurrection, le bruit s'en répandit dans l'Hôtel, & cela me donna des spectateurs d'un ordre tout différent & d'une toute autre considération; entourré de plusieurs Officiers du Régiment du Roi Infanterie, du nombre desquels étoient MM. les Comtes de Beaufort & de Mailly; je repris moi-même de l'espoir, & je relevai celui de toutes les personnes présentes à ce spectacle. La cure devenoit d'autant plus intéressante que sur la décision du premier Médecin, tout le monde avoit jugé que le Cuisinier étoit mort.

Je fis donc en leur présence, continuer l'administration de l'eau glacée au visage, par verrées fréquentes & fortement projettées; à ce moyen les hoquets devinrent plus forts, & reparurent plus souvent, & je m'apperçû que les dents se desserroient.

J'avois fait préparer des cilindres de bois de réglisse, j'en introduisis un avec beaucoup de peine, entre les dents pour les empêcher de se resserrer, & bien-tôt l'on vit comme moi, les efforts de l'air qui cherchoit à pénétrer dans la poitrine, & ceux de la poitrine qui s'agitoit & s'élevoit pour respirer.

Je fis souffler du tabac d'Espagne dans les narines du malade, pour tacher de le provoquer à l'éternument, mais il n'éternua pas; on lui vit faire seulement des mouvemens de tête qui désignerent sa sensibilité, il agita même la main droite & les doigts, comme dans l'intention de les porter à son nez, & cet indice nouveau de sa résurrection réjouit toute l'assemblée.

La projection de l'eau continuoit avec vigueur, & la fréquence des hoquets augmentoit en raison progressive ; ce remède excita même un léger vomissement de matieres glaireuses. J'avois déja employé trois heures entieres à la cure de ce prétendu mort, & je n'en étois encore qu'aux symptômes que je viens de d'écrire, mais ils m'indiquoient une guérison prochaine : je l'annonçai aux assistans pour les réjouir encore plus, & je continuai à faire jetter au visage de mon malade l'eau glacée qui se puisoit dans la fontaine dont j'ai parlé.

Cette continuité d'un remede simple mais infaillible, nous procura enfin un vomissement de matieres semblables à une eau de savon bien écumeuse, auquel succéderent les plus violens efforts de la part de la poitrine pour se relever : le corps du malade commença à s'agiter avec la plus grande force & à se soulever ; tous les membres, & principalement les doigts des mains & des pieds, entrerent dans la plus violente contraction, en un mot, il jetta quelques cris que j'avois annoncés pour être le signe le plus certain de son retour à la vie ; je fis à ce moment redoubler la projection de l'eau, & cette reprise produisit un vomissement nouveau de matieres savoneuses, & de nouvelles tentatives de la poitrine pour respirer ; les mouvemens du corps redoublerent avec tant d'agitation, que l'on crut qu'ils indiquoient l'ennui & la peine que le malade ressentoit du tourment que je lui faisois endurer depuis si longtems.

On m'engagea pour lors, par les instances les plus pressantes, à le mettre à couvert, & à le tirer de la cour où nous ressentions tous le plus grand froid, car ce jour étoit le plus rigoureux de l'année : je résistai d'abord à cette priere, je fus cependant obligé de céder aux importunités des parens du moribond, il fut transporté à la cuisine, mais il nous arriva ce que j'avois craint & ce que j'avois annoncé ; le malade n'y fut pas plutôt porté, qu'il retomba dans son premier état d'insensibilité, il fallut alors faire ouvrir les fenêtres & les portes pour nous procurer le plus grand froid possible, & renouveller comme auparavant, la projection de l'eau que nous trouvâmes heureusement sous notre main dans une nouvelle fontaine : trois heures furent encore employées à cet exercice, & ce ne fut qu'entre huit & neuf heures du soir, que le malade poussant des cris, entra dans le tremblement universel ; je je me comportai à cet égard, comme dans les cures précédentes, & je le fis mettre au lit.

J'allai le voir vers les dix heures & demie du soir, je le trouvai en pleine connoissance, ayant seulement le ventre rendu & le corps tressaillant par intervalle ; je lui fis recevoir un lavement, j'ordonnai le breuvage d'eau de poulet nitrée pour ptisanne, & la mixture vulnéraire avec la liqueur minérale d'Hofmann ; ces remedes ayant calmé les derniers accidens, j'appris en le voyant le lendemain, qu'il avoit passé une bonne nuit ; le pouls étoit plus réglé, le mal derriere la tête assez léger, presque plus de tressaillemens, seulement un reſte de fatigue & un reſte de groſſeur au ventre occaſionnée par des vents.

Je renouvellai les lavemens, j'ordonnai l'infuſion des fleurs anodines carminatives avec la liqueur d'Hofmann, je preſcrivis enſuite une purgation pour le lendemain ; le quatrieme jour le malade ſe trouvant guéri radicalement, voulut aller aux pieds des Autels remercier Dieu de n'avoir pas été enterré vivant ; malheur qui lui feroit ſûrement arrivé ſans le ſecours de l'eau froide au viſage, qui lui rendit la vie.

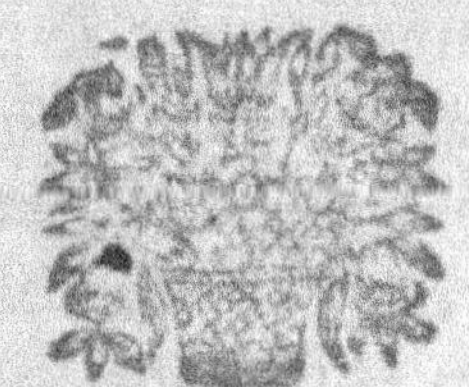

QUATRIEME OBSERVATION.

LE sieur Barthelémy, Marchand Fabriquant de bas à Nancy, faisoit sécher des bas autour d'un brasier de Charbons allumés dans une chambre de sa maison; sa fille & sa servante avoient soin de ces marchandises & veilloient dans la même chambre à leur apprêt.

La servante se sentant atteinte d'un grand mal de tête & d'une forte difficulté de respirer, voulut se plaindre à sa maîtresse & l'appeller à son secours; mais elle vit alors que cette jeune personne s'évanouissoit & qu'elle tomboit par terre,

La servante en suffocation & dans une espece de délire, cria & s'échappa machinalement de cette chambre, mais on ne distingua rien dans tout ce qu'elle articula, on s'attacha seulement à la soulager, & tout le monde fut occupé de son état, sans penser qu'il se presentoit à côté d'elle une autre scène plus tragique.

Le délire de la servante ayant cessé après un bon quart-d'heure, elle put enfin instruire son maître que sa fille étoit évanouie à côté du brasier de Charbons allumés; tout le monde alors courut à l'aide de la jeune personne, on la transporta d'abord dans une cour & l'on m'appella; j'étois voisin, je me rendis à l'instant au lieu où la malade étoit, pour lui faire promptement donner les secours qui devoient la rendre à la vie.

Il seroit inutile de me répéter ici, mêmes moyens, mêmes succès; je n'employai seulement qu'à peu-près une heure de tems pour ressusciter cette jeune fille, mais ce fut toujours à la projection de l'eau froide au visage que je dus l'heureux effet de ma cure; je la purgeai comme j'avois précedemment purgé les personnes atteintes de la même maladie, je lui fis préndre les mêmes boissons, recevoir des lavemens pareils.

Le quatrieme jour de son accident, elle vint me remercier de l'avoir tirée des bras de la mort : l'ayant questionnée sur ce qu'elle avoit ressenti au moment où la vapeur du Charbon avoit commencé d'agir, elle me répondit qu'elle avoit d'abord éprouvé le mal de tête le plus violent, ensuite de grandes & fortes envies de vomir, & beaucoup de difficulté de respirer, que dans cet état elle avoit perdu subitement la connoissance ; je dois prévenir ici, que tous les malades de cette espece, que j'ai traités & guéris, m'ont fait les mêmes réponses sur les préludes de l'accident qu'ils avoient essuié.

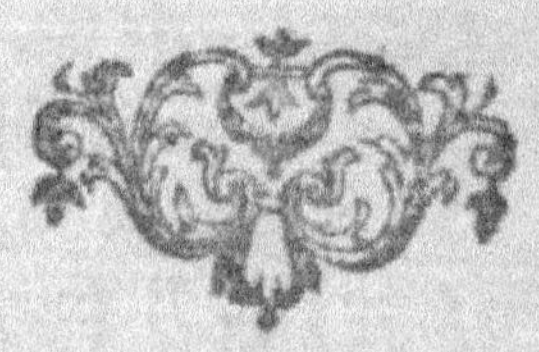

CINQUIEME

CINQUIEME OBSERVATION.

DANS le courant de Mars 1766, le sieur Fachot, Patissier à Nancy, avoit trouvé à deux heures de l'après-midi, son frere & son enfant, tous deux couchés dans le même lit sans mouvement, sans pouls, ni respiration; on avoit appellé aussitôt à leur secours, ils avoient été vûs & soignés, mais l'inutilité des remedes, & l'assertion d'une mort prochaine les avoient fait bientôt abandonner : je passois à six heures du soir au-devant de la maison de ce Bourgeois, lorsqu'on m'appella pour visiter les deux moribonds & pour m'expliquer sur leur état.

Je remarquai sur eux tous les symptômes de la maladie causée par la malignité du Charbon allumé, & je dis à une assemblée nombreuse qui se trouvoit-là, que ces deux personnes n'étoient qu'attaquées de la vapeur de ce chauffage, j'assurai en même-tems que j'esperois les rendre bientôt en santé.

L'épouse du sieur Fachot transportée par l'espérance que je lui donnois, me raconta que la veille à dix heures du soir, elle avoit effectivement placé dans la chambre des malades un brasier de Charbons, qu'ils s'étoient couchés fort tard & qu'elle avoit differé jusqu'à midi de les éveiller, pour les laisser jouir d'un plus grand repos.

Sur ce détail j'en usai à l'égard de ces deux hommes comme je l'ai toujours pratiqué en pareille occasion; le plus jeune ne fut pas une heure sans donner par des hoquets fréquens des signes de vie certains, l'autre résista plus longtems aux remedes, il revint cependant à lui-même après avoir passé par tous les symptômes qui menent à la guérison, & sur-tout après avoir eu un vomissement considérable, & à plusieurs reprises, de matieres noires; je traitai ces deux malades suivant la méthode que j'ai exposée, & le retablissement de leur santé répondit à mes espérances & à la prédiction que j'en avois faite.

Cet événement qui portoit la désolation au sein d'une famille honnête, y répandit l'allégresse, & tout le quartier prit part à cette résurrection par l'amitié & l'estime que méritoient les pere & mere de cet enfant. Je ne détaille pas ici ma seure pour ne pas me répéter.

SIXIEME OBSERVATION.

Le 18 Décembre de l'année 1770, je fus prié de la part de Madame la Marquise de la Galaiziere, d'aller en son hôtel pour y porter secours à Michel Liéger son laquais, que l'on me dit être tombé d'apoplexie. Le Chirurgien de la maison qui avoit ète appellé avant moi, avoit administré au malade les remedes usités en pareils cas, & rien n'avoit opéré.

Leur inefficacité & le manquement de pouls & de respiration, ayant persuadé qu'il expiroit, on décida qu'il seroit superflu de le tourmenter davantage ; quelqu'un même dans cette persuasion, imagina de faire une brûlure à la plante des pieds de cet homme, pour essayer si ces parties sensibles exciteroient encore quelques signes de vie ; mais cet essai fut inutile, & dès-lors on jugea que le malade étoit mort.

Ce fut dans ce moment que j'arrivai chez Madame l'Intendante connue de tout le monde pour être à l'égard de tous ſes domeſtiques d'une attention & d'une charité particulieres.

Rendu près du malade que je vis étendu ſur ſon lit, je lui trouvai les yeux à demi-ouverts, vifs & ſaillans; ſon viſage étoit dans un état naturel, il avoit la bouche fermée & les dents très-ſerrées; il étoit ſans pouls & ſans reſpiration, ſon ventre étoit gros, & le reſte du corps flexible & mol comme celui d'une perſonne en ſanté.

Ce premier coup d'œil m'ayant conduit à la découverte du principe de la maladie, j'aſſurai à Madame l'Intendante que ſon laquais n'étoit pas mort, qu'il ſe trouvoit atteint de la vapeur du Charbon, & que j'eſperois le rendre à la vie avant la fin du jour, il étoit alors plus de midi.

On fit ſur le champ dans l'hôtel des perquiſitions ſur ce Charbon dont je parlois, & l'on vérifia bientôt le fait que j'avois aſſuré; cette découverte fut un premier motif de ne pas me refuſer la confiance que je désirois en commençant la cure.

Je fis d'abord porter le malade dans une grande cour, il y fut mis nud, placé & affermi sur un siége, & dans cet état j'occupai les domestiques à lui projetter au visage & par verrées, l'eau la plus froide que l'on put se procurer : deux heures furent employées à cet exercice qu'on ne discontinua pas, sans que le malade eut donné le plus léger indice de vie ou de sensibilité.

J'étois au milieu d'une foule de personnes, que l'accident de ce laquais & la singularité du remede que je lui faisois administrer, avoient attirés, & je leur entendois dire qu'il n'étoit pas au pouvoir de la Médecine de ressusciter un mort.

Ce jugement presque général des assistans sur l'état du malade, sembloit décourager ceux des bras de qui je me servois, mais je leur promis qu'ils ne tarderoient pas à s'appercevoir que cet homme n'étoit pas mort, pourvû qu'ils voulussent me seconder toujours avec le même empressement.

Bientôt il parut un petit hoquet que tout le monde remarqua, & qui fit cesser les murmures des uns & la plaisanterie des autres ; je vis pour lors les spectateurs s'offrir à l'envi pour partager avec moi, & les domestiques, les fonctions que je leur avois réparties.

L'eau ayant été dès cet instant projettée avec plus de vivacité, plus de force, & plus fréquemment, les hoquets se multiplierent bien-tôt, & devinrent plus forts, les narines commencerent à se serrer, il sortit de la bouche beaucoup de glaires écumeuses.

Alors le visage du malade s'enfla, les narines plus émues s'ouvroient & se resseroient alternativement, les levres devenues plus grosses étoient livides, les yeux parurent si saillans & si convulsifs, que leur aspect inspiroit autant d'épouvante que de pitié.

Comme l'eau se projettoit sans relâche, & toujours avec un zèle qui croissoit en proportion de son merveilleux effet, on ne tarda pas à voir un vomissement abondant des mêmes humeurs glaireuses & écumeuſes ; bientôt le tronc commença à s'agiter, & la poitrine à ſe tourmenter par les plus grandes ſecouſſes ; tous les membres entrerent en même tems en une contraction qui devint ſi violente que les doigts des pieds & des mains en parurent renverſés.

Après une heure de cette criſe, les hoquets revinrent avec plus de force ; j'aurois ſouhaité pour lors de placer entre les dents, le cilindre de bois de regliſſe que je tenois préparé, mais il fut encore impoſſible de les deſſerrer ; pour en venir là, un domeſtique de l'hôtel employa un inſtrument de bois très-tranchant avec lequel il parvint le plus heureuſement à faire entr'ouvrir la bouche du malade ; je ſaiſis l'occaſion de la légere ouverture qui s'en fit, pour lui ſouffler à l'aide d'un tuyau de plume, du ſel de cuiſine pulvériſé.

On s'apperçut bien vîte par les mouvemens de tête & ceux de la langue, que l'impreſſion du ſel agiſſoit dans la bouche ; je lui fis en même tems ſouffler dans les narines le tabac d'Eſpagne le plus irritant.

Nous en étions à ces premieres lueurs d'espérance, lorsqu'il survint un nouveau vomissement de toutes sortes d'humeurs; la poitrine agitée avec violence, entra dans les plus grands efforts pour se dilater; ils durerent quelques minutes, & furent enfin suivis de quelques cris que le malade jetta, alors parut le tremblement universel de tout le corps, & l'on entendit articuler quelques paroles sans suite, qui furent pour moi le signal d'une guérison certaine & le motif d'arrêter la projection de l'eau froide au visage; je le fis essuier avec des linges chauds, & de suite il fut placé dans un lit légerement bassiné; après lui avoir fait prendre un lavement & les autres remedes selon mon usage, je le quittai vers dix heures du soir.

Etant revenu auprès de lui le lendemain matin, j'appris des gardes qu'il avoit passé la nuit entre l'assoupissement & les tressaillemens; je lui trouvai le pouls rempli & inégal & toujours de l'assoupissement, ayant cependant de la connoissance & se réveillant facilement; ces deux indications me déterminerent à lui prescrire un bain de pied & à le faire ſaigner au bras pendant la durée du bain ; le ſang ſe trouva très-épais, le Chirurgien qui avoit vu la ſaignée ſouvent arrêtée par des grumaux de ſang qui rempliſſoient l'ouverture, en avoit tiré pluſieurs qu'il avoit ſucceſſivement mis ſur une carte à jouer, mais il en conſerva un ſur un papier ſéparé, qui l'étonna par ſa longueur, pluſieurs perſonnes l'avoient pris pour un ver.

La ſaignée & le bain lui dégagerent la tête, mais il ſe plaignit de preſſantes envies de vomir & d'une grande douleur à l'eſtomac ; je pris le parti d'après ces nouveaux ſymptômes, de lui donner quelques grains d'ypecacuanha, qui lui firent rejetter haut & bas une prodigieuſe quantité de matieres de différentes couleurs.

Deux heures après ce vomitif, il reçut un lavement, & j'eus ſoin qu'on lui fit prendre abondamment de l'eau de poulet & de la limonade ; ces remedes tinrent le malade juſqu'au ſoir dans une aſſez bon état, il retomba néanmoins vers les ſix heures dans l'aſſoupiſſement ſans perdre connoiſſance ; cet accident inattendu m'engagea à preſcrire une ſaignée à la jugulaire, elle eut lieu, le malade m'en parut plus affaiſſé; il étoit d'un tempérament bilieux, & l'on eût dit que cette ſaignée l'avoit jetté dans la jauniſſe: ce changement me mit dans l'obligation d'ordonner un nouveau lavement qui lui fit rejetter encore beaucoup de matieres noires & écumeuſes, & le lendemain je le purgeai en pluſieurs doſes, avec les tamarinds, les follicules, la manne & le ſel végétal: je lui donnai pour boiſſon l'eau de poulet préparée avec les plantes chicoraceés, telles que la ſaiſon permettoit pour lors de les employer, cequi lui fit rendre quantité de vents & beaucoup de matieres écumeuſes & bilieuſes.

La nuit qui ſuivit ce traitement, fut beaucoup meilleure que la précédente, je le trouvai le lendemain aſſez gai, ſon pouls étoit moins plein, ſon teint moins jaune; je profitai de cette ſituation pour ordonner de nouveau, la médecine de la veille & les mêmes boiſſons; il rendit encore une très-grande quantité d'humeurs, ſans néanmoins que le ventre déſenflât, je fis réiterer les lavemens deux jours de suite, avec les fomentations carminatives sur le bas-ventre, & l'eau de poulet chicoracée; cependant la bile noire se trouva si abondante qu'il fallut l'attaquer en quelque sorte comme celle qui domine dans une fievre putride, & ce ne fut qu'après quinze à vingt jours d'un traitement suivi, qu'il recouvra la santé dont il jouit.

Ce laquais que les plus violentes épreuves qu'on lui avoit fait supporter, n'avoient pu émouvoir, & qui l'avoient fait juger comme mort, est encore au service de Madame de la Galaiziere; il fut heureux de n'avoir pas été enterré vivant.

Je me répéterois nécessairement si je poussois plus loin le détail de mes cures sur cet objet, je dois donc en m'arrêtant à celles que je viens de décrire, borner là toutes les preuves qui établissent que jusqu'aprésent, l'on n'avoit ni vu, ni approfondi le principe de la maladie que je me suis fait un devoir d'observer pendant un assez grand nombre d'années avec la plus grande exactitude, ni trouvé le moyen le plus sûr & le plus simple d'en arrêter les progrès : le fait que je vais rapporter achevera de confirmer la vérité de ces deux remarques.

Deux laquais de M. de Feriet, Conseiller d'Etat du feu Roi de Pologne, Duc de Lorraine & de Bar, avoient été saisis par la vapeur du Charbon dans la chambre où ils couchoient, & tous deux avoient été trouvés le lendemain sans connoissance & sans mouvement.

On avoit appellé bien vite tous les gens de l'art à leur secours; après l'essai de plusieurs remedes, on imagina de répandre sur leurs corps une grande quantité d'eau qu'on leur projettoit par seaux; mais ce remede qu'on indique dans quelques Livres en cas semblables, fut absolument inutile, on ne se procura par son administration aucun signe de vie, aussi n'hésita-t-on pas après une fatigue assez considérable à cet égard, de prononcer enfin sur la mort absolue de ces deux domestiques.

Cet arrêt étant porté, on se décida pour derniere tentative de les faire mettre dans du fumier de cheval, fumant, & de les y ensevelir ; ils y étoient depuis plusieurs heures lorsque cet événement vint à ma connoissance.

Je me rendis alors en l'hôtel du Magistrat où j'avois été appellé ; l'on m'y fit le détail de tout ce qui s'étoit passé à l'occasion de ces deux malheureux, & l'on me conduisit à l'écurie des chevaux où la plus bisare comme la plus dangereuse imagination les avoit fait mettre.

Je les fis tirer aussi-tôt de ce sépulchre où ils avoient été jettés vivants, pour les exposer dans une cour à l'air, & pour essaier s'il étoit encore possible de les ramener à la vie.

Le premier qui fut transporté étoit mort, sa bouche ouverte ne me laissa plus d'espérance, mais le second ne l'étoit pas ; je le fis placer sur un siége, après l'y avoir affermi, je lui fis jetter de l'eau froide au visage par verrée, & j'ordonnai qu'on lui administrât ce remede fréquemment & avec force.

On le fit pendant un tems assez considérable sans aucun succès ; ayant relevé le courage & doublé les bras employés à cet exercice, je parvins à faire rendre un hoquet au malade, & ce premier signe de vie fut reçu de toutes les personnes présentes avec une joie inexprimable ; la projection de l'eau qu'on reprit alors avec plus d'émulation, produisit encore un hoquet, & l'on remarqua qu'il se passoit dans sa poitrine des mouvemens qui indiquoient la difficulté que cette partie avoit à se dilater ; mais ces indices d'une vie encore existante, ne furent point suivis d'autres signes favorables, & bientôt en ouvrant la bouche, ce second malade nous montra qu'il avoit fait le dernier soupir, & que tous les efforts humains devenoient superflus.

C'est de cet accident & des succès que je viens de rapporter, que je tire toujours la raison de me fortifier davantage dans mes principes, sur l'utilité de mes remedes & l'efficacité de ma cure; je la propose à la Médecine & à tous les Médecins, qui peuvent comme moi juger des rapports & de l'analogie qui se trouvent entre le visage & les autres parties du corps entierement affaissées par cette maladie. Mes observations peuvent en faire naître de meilleures & de plus sûres, ce sera toujours avec plaisir que je donnerai par mon travail, matiere à multiplier les secours dont l'homme peut avoir besoin dans toutes les maladies auxquelles il est exposé.

FIN.

Vû la lettre de Mgr. le Maréchal de Muy, en date du 7 Avril dernier, nous avons permis l'impression de ce Mémoire. Nancy ce 29 Juillet 1775.

URION.

www.ingramcontent.com/pod-product-compliance
Ingram Content Group UK Ltd.
Pitfield, Milton Keynes, MK11 3LW, UK
UKHW022100170726
13837UKWH00003B/1021

9 782329 248745